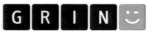

Josefine Teichmann

Gewaltfreie Kommunikation in der Pflege

„Kann man den Prozess der gewaltfreien Kommunikation im Mitarbeitergespräch in der Pflege anwenden?"

GRIN Verlag

Bibliografische Information der Deutschen Nationalbibliothek:

Die Deutsche Bibliothek verzeichnet diese Publikation in der Deutschen National-
bibliografie; detaillierte bibliografische Daten sind im Internet über http://dnb.d-
nb.de/ abrufbar.

Impressum:

Copyright © 2011 GRIN Verlag GmbH
Druck und Bindung: Books on Demand GmbH, Norderstedt Germany
ISBN: 978-3-656-22169-2

Dieses Buch bei GRIN:

http://www.grin.com/de/e-book/195840/gewaltfreie-kommunikation-in-der-pflege

Inhaltsverzeichnis

1 Einleitung

„Alles was wir sind, sind wir in Kommunikation" (Jaspers 1947, 378). Diesen Satz prägte der Philosoph Karl Jaspers. Dass die Kommunikation von großer Bedeutung ist, gilt auch für Pflege- und Führungskräfte. Sobald eine Kommunikation gelingt, kann man Wertschätzung und Anteilnahme vermitteln und den Umgang untereinander verbessern. Als Führungskraft hat man Aufgaben, wie Ziele zu formulieren, Richtlinien zu verdeutlichen und das Team zu führen. Das Wissen über Kommunikationsprozesse und über Kommunikationsgrundlagen ist somit von großer Bedeutung. Die Anwendung von Basiswissen der Kommunikation trägt grundlegend zum Erfolg eines Mitarbeitergesprächs bei (Rogall 2005). Neben dem fachlichen Wissen, „technical skills", geht es zunehmend um sogenannte „soft skills", also um eine soziale und kommunikative Kompetenz (Darley 2006). Viele Führungskräfte sind der Meinung, dass ein gutes Betriebsklima nur durch Wertschätzung der Mitarbeiter erreicht werden kann (Lindemann 2010). Es gibt verschiedene Kommunikationsmodelle, die sich im Berufsleben einsetzen lassen, wie zum Beispiel die Konzepte von Paul Watzlawick, Friedemann Schulz von Thun und auch Marshall B. Rosenberg (Schöl 2004; vgl. auch Seemann 2009).

Diese Arbeit beschäftigt sich mit dem Kommunikationsmodell von Marshall B. Rosenberg. Es soll die Frage: „Kann man den Prozess der gewaltfreien Kommunikation im Mitarbeitergespräch in der Pflege anwenden?" geklärt werden. Im ersten Teil der Arbeit werden Begriffsdefinitionen der Worte „Kommunikation", „Gewalt", „Mitarbeitergespräch" und „Pflege" vorgestellt. Daraufhin folgt eine Erläuterung der Entstehung und eine Prozessbeschreibung der gewaltfreien Kommunikation mit Aufzählung der Anwendungsbereiche und Ziele. Im zweiten Teil der Arbeit wird in drei Beispielen auf die Anwendung des Konzeptes im Mitarbeitergespräch aus Sicht einer Führungskraft eingegangen. Es folgen eine Aufzählung der Vorteile dieser Anwendung, eventuelle Fehlerquellen und Tipps für die praktische Umsetzung. Der Schluss ist eine Zusammenfassung mit Diskussion.

2 Methode

Für die Erarbeitung dieser Hausarbeit wurde die Methode der Literaturanalyse angewendet. Recherchiert wurde nach den Begriffen der oben aufgeführten Gliederung. Es wurde in Büchern, in Internetdatenbanken und bei „Google scholar" recherchiert. Verwendung fand ausschließlich deutsche Literatur, weil die Zeit der Bearbeitung sehr kurz war und diese Arbeit eine Einführung zum wissenschaftlichen Denken ist. Die Arbeit beschreibt das Konzept von Marshall B. Rosenberg. Verschiedene Bücher aus dem Themenbereich der gewaltfreien Kommunikation wurden verwendet, viele beziehen sich auf das Konzept von Marshall B. Rosenberg. Es werden ausgewählte Inhalte des Konzeptes erläutert, da es sehr umfangreich ist. Für die Arbeit wurden vor allem Bücher über die gewaltfreie Kommunikation im allgemeinen Führungsalltag gefunden, die sich aber auf die Thematik Pflege übertragen lassen.

3 Definitionen

3.1 Kommunikation

Das Wort Kommunikation kommt ursprünglich aus dem lateinischen „communicare". Der Wortstamm „munus" bedeutet Funktion, Dienst, Aufgabe. Das Wort „com" vor dem Wortstamm bedeutet mit, zusammen, gemeinsam. Ursprünglich hat das Wort folgende Bedeutungen: (1) gemeinsam machen, (2) mitteilen, (3) gemeinsam teilen und (4) sich in Verbindung setzen. Die gegenwärtige Bedeutung ist: „Kommunikation als zwischenmenschlicher Kontakt und Austausch, der oft auch ‚soziale' oder ‚persönliche Kommunikation' (Kommunikation von Angesicht zu Angesicht) genannt wird.", „Kommunikation als Verbindung zwischen verschiedenen Einheiten, wobei es sich nicht immer um Menschen handelt." und „Kommunikation zur Bezeichnung der Verwendung von Medien. Das können optische (Licht, Papier, Folien), akustische (Trommeln, Telefon und Funk) und hautsensorische Vermittlungszeichen (Tasthilfen, Blindenschrift) sein. Heute wird bei Medien häufig zuerst an elektronische Medien gedacht" (Bartsch 1999, 8-9).

3.2 Gewalt

„Der Begriff ‚Gewalt' ist aufgrund seiner vielfältigen Erscheinungsformen schwer zu definieren, es ist daher nicht eindeutig klar, wann man von Gewalt spricht. Hieraus folgt, daß bei Forschungsarbeiten der zweifelsfreie Nachweis von z.B. Gewaltwellen oder der Tendenz zur Verrohung der Gesellschaft grundsätzlich nicht möglich ist. Durch die große Breite von Operationalisierungen, die aus der mangelnden Begrifflichkeit hervorging, wurde Gewalt mit Hilfe von vielen verschiedenen Verfahren gemessen (z.B. Bobo-Doll Elektroschocks austeilen lassen, Luftballons zerplatzen lassen, Fragebögen, usw.) Aus diesen Tests gingen viele verschiedene und sogar oft gegensätzliche Ergebnisse hervor. Daraus ergab sich die Notwendigkeit mit der Eingrenzung des Gewaltbegriffs mit der Zielsetzung, ihn auf eine klare und eindeutige Definition festzulegen. Unter personaler Gewalt wird die ‚beabsichtigte physische und/oder psychische Schädigung einer Person, von Lebewesen und Sachen durch eine andere Person' verstanden" (Hammer 1997, 4-5).

3.3 Mitarbeitergespräch

„Das Mitarbeitergespräch ist ein Arbeitsgespräch zwischen Mitarbeiter und direktem Vorgesetzten mit den Mindestmerkmalen Besprechen der Stärken und Schwächen des Mitarbeiters, gegenseitiges Feedback zur Zusammenarbeit, Erörterung von Entwicklungsperspektiven und Vereinbarung von Zielen" (Alberternst 2003,12).

3.4 Pflege

Der Begriff Pflege wurde 1973 definiert von der ICN als: „Pflege umfasst die eigenverantwortliche Versorgung und Betreuung, allein oder in Kooperation mit anderen Berufsgruppen, von Menschen aller Altersgruppen, von Familien oder Lebensgemeinschaften, sowie Gruppen und soziale Gemeinschaften, ob krank oder gesund, in allen Lebenssituationen (Settings). Pflege schließt die Förderung der Gesundheit, Verhütung von Krankheit und die Versorgung und Betreuung kranker, behinderter und sterbender Menschen mit ein" (ICN 1973, zit. in Gold 2008, 4).

4 Das Konzept der gewaltfreien Kommunikation

4.1 Die Entstehung

Die gewaltfreie Kommunikation wird auch wertschätzende Kommunikation genannt, der Begriff gewaltfreie Kommunikation ist momentan noch nicht verändert worden. Eine wertschätzende Kommunikation wäre der bessere Ausdruck. „Empathie erreichen wir nach dem Konzept der GfK mit der Form, wie wir miteinander kommunizieren und ob wir Verständnis für unser Gegenüber entwickeln und unsere Bedürfnisse dabei erfüllen können" (Ball 2010,124).

Der nachfolgende Text ist aus Rosenberg (2010). Arun Gandhi ist Gründer und Präsident des M.K. Gandhi-Institutes für Gewaltlosigkeit. Er wuchs in den 40-er Jahren als Farbiger in Südafrika auf und wurde täglich damit konfrontiert, dass er eine dunkle Hautfarbe hatte. Seine Eltern schickten ihn nach Indien, da er auf Grund seiner Farbigkeit oft Gewalt erfahren hatte. Er wuchs bei seinem Großvater Mahatma Gandhi auf und lernte, wie er mit seiner Wut über die Diskriminierung umzugehen hatte. Mahatma Gandhi lehrte ihn, dass Gewalt kein Kampf sein muss, sondern dass Gewalt auch emotional geschehen kann. Laut Mahatma Gandhi ist die passive Gewalt die eigentliche Gewalt, die eine körperliche Gewalt hervorrufen kann.

Auch Marschall Rosenberg erfuhr in seiner Kindheit Gewalt aufgrund seiner Hautfarbe. Rosenberg zog 1943 mit seiner Familie nach Detroit, Michigan. Er erlebte einen Rassenkrawall, bei dem innerhalb weniger Tage mehr als vierzig Menschen starben. Aufgrund seines jüdischen Namens wurde Rosenberg schon als Junge in der Schule verprügelt. Daraufhin beschäftigte er sich mit der Frage: „ Was gibt uns Kraft, die Verbindung zu unserer einfühlsamen Natur, selbst unter schwierigsten Bedingungen, aufrechtzuerhalten" (Rosenberg 2010, 21)? Als sich Rosenberg damit beschäftigte, welche Umstände daran beteiligt sind, dass wir die Fähigkeit empathisch zu sein aufrechterhalten, war er erstaunt, welche große Bedeutung die Sprache und der Gebrauch von Wörtern dabei haben. Er entdeckte die gewaltfreie Kommunikation, um in der Sprache das Einfühlungsvermögen mehr zum Ausdruck zu bringen. Rosenberg benutzt das Wort „Gewaltfreiheit" auf der Grundlage von Gandhis Erkenntnissen. Gandhi erkannte, dass unsere Sprache sehr oft andere Menschen verletzt. Somit entwickelte Rosenberg die gewaltfreie Kommunikation, welche beeinflusst ist durch Mahatma Gandhi und seine Überlegungen zur Gewaltfreiheit. „Alles, was wir tun, geschieht aus selbstsüchtigen Motiven heraus, so sind wir konditioniert" (Rosenberg 2010,10). Die gewaltfreie

Kommunikation begleitet Menschen durch ihr Leben, man lernt negative Gedanken in positive umzuwandeln. Indem wir unsere Sprache ändern, lernen wir neu zu kommunizieren und werden weniger rücksichtslos. Die Grundlage der gewaltfreien Kommunikation liegt in der Beziehung zwischen Menschen. Wann immer ein Konflikt auftritt, ist die Methodik der gewaltfreien Kommunikation anwendbar. Die Erkenntnisse von Professor Carl Rogers über zwischenmenschliche Beziehungen waren für Rosenberg ebenfalls ausschlaggebend bei der Entwicklung seines Kommunikationsprozesses.

4.2 Der Prozess

Die folgende Darstellung ist aus Rosenberg (2010). Es gibt 4 Schritte der gewaltfreien Kommunikation.

1. Schritt: Beobachtung

   Wir beobachten, was in einer Situation passiert, ohne es zu beurteilen, lediglich was wir sehen und hören ist von Bedeutung. Beispiel: Ich sehe zwei schmutzige Socken unter dem Tisch und drei neben dem Fernseher.

2. Schritt: Gefühle

   Wie fühlen wir uns, wenn wir beobachten, was in dieser Situation passiert? Gefühle können zum Beispiel sein: Begeisterung, Freude, Enttäuschung oder auch Unzufriedenheit. Beispiel: Ich ärgere mich.

3. Schritt: Bedürfnisse

   Welche unserer Bedürfnisse stecken hinten unserem Gefühl? Beispiel: Ich brauche mehr Ordnung.

4. Schritt: Bitten

   Wir bitten unsere Mitmenschen etwas zu ändern, anstatt dies zu fordern. Beispiel: „Würdest du bitte deine Socken in dein Zimmer oder in die Waschmaschine tun" (Rosenberg 2010, 25)?

Wir teilen uns mit und nehmen gleichzeitig die 4 Informationsteile von dem Gegenüber auf. Somit kann man laut Rosenberg seine Lebensqualität verbessern. Jedoch sollte man zur Umsetzung des Prozesses laut Rosenberg einen einfühlsamen Kontakt mit sich selbst aufbauen, das heißt, man sollte sich an die eigene Einzigartigkeit erinnern, eine Selbstentwertung kritisch erfassen und reduzieren, sollte die eigenen Bedürfnisse erkennen und Scham abbauen. (Rosenberg 2010)

4.3 Der Anwendungsbereich

Die gewaltfreie Kommunikation kann bei Konflikten in allen Bereichen eingesetzt werden. Mit ihr kann man lernen sich ehrlich auszudrücken und seinen Mitmenschen empathisch zuzuhören. „Wenn wir die GFK in Interaktionen anwenden - mit uns selbst, mit einem anderen Menschen oder in einer Gruppe -, beginnen wir, uns immer stärker auf dem Boden unseres natürlichen Einfühlungsvermögens zu bewegen. Deshalb ist es auch eine Tür, die auf allen Ebenen der Kommunikation und in den unterschiedlichsten Situationen erfolgreich geöffnet werden kann" (Rosenberg 2010, 27). Es gibt Menschen, die die gewaltfreie Kommunikation nutzen, um sich in ihrer Beziehung mehr zu achten. Man kann die gewaltfreie Kommunikation anwenden in: „engen Beziehungen", „Familien", „Schulen", „Organisationen und Institutionen", „Therapie und Beratung", „diplomatischen und geschäftlichen Verhandlungen". „Auseinandersetzungen und Konflikten aller Art". Manche Menschen nutzen die gewaltfreie Kommunikation sogar in schwierigen politischen Verhandlungen (Rosenberg 2010, 27- 28).

4.4 Die Ziele

In diesem Abschnitt sollen die Ziele genannt werden, die in der gewaltfreien Kommunikation gesetzt werden (Bitschnau 2008, 52).

- den sprachlichen Ausdruck umgestalten
- eine aktive Form des Zuhörens anwenden
- aus gewohnheitsmäßigen Reaktionen aussteigen
- bewusste Antworten wählen
- wahrnehmen, was andere fühlen und brauchen
- sich klar und ehrlich ausdrücken
- anderen respektvolle Aufmerksamkeit schenken
- eigene Bedürfnisse klar formulieren
- die Bedürfnisse der anderen wahrnehmen
- alte Muster wie Verteidigung, Rückzug und Angriff umwandeln
- Widerstand, Abwehr und gewalttätige Reaktionen auf ein Minimum reduzieren
- Wertschätzung, Aufmerksamkeit und Einfühlungsvermögen fördern
- wissen, dass hinter jeder Handlung der Versuch steht, bestimmte Bedürfnisse und Werte zu erfüllen
- wissen, dass Bedürfnisse und Werte grundsätzlich positiv sind

- wissen, dass es auf der Ebene der Bedürfnisse und Werte keine Konflikte geben kann
- ein humanistisches Menschenbild vertreten

5 Anwendungen des Prozesses im Mitarbeitergespräch

5.1 Praxisbeispiele

5.1.1 Positives Feedback geben

Ein Feedback wird von jeder Führungskraft unterschiedlich interpretiert und praktiziert. Eine Führungskraft sollte den Mitarbeiter bei guter Leistung loben und bei einer Leistung unter der Anforderung Verbesserungsvorschläge machen können. Der Mitarbeiter muss daraus erkennen können, wie er beim nächsten Mal handeln sollte. Aussagen, wie „Das haben Sie sehr gut gemacht." oder „Passen Sie das nächste Mal besser auf." lassen dem Mitarbeiter viel Interpretationsraum und er weiß in Wirklichkeit nicht, was er gut gemacht hat und wie er seine Leistung beim nächsten Mal verbessern oder wiederholen kann. Der Prozess der gewaltfreien Kommunikation verdeutlicht anhand des 4-Stufenmodells, wie der Mitarbeiter seine Handlungen optimieren kann (Seemann 2009).

1. Schritt: Beobachtung - ohne Bewertung
   „Herr M., gestern bei unserer Teamsitzung haben Sie die neue Marketingstrategie mit Ihrer Präsentation allen Kollegen in kurzer, verständlicher Form dargestellt und die Punkte, die unsere Abteilung betreffen, deutlich hervorgehoben. Jeder wusste, worauf es ankommt" (Seemann 2009, 45-46).
2. Schritt: Gefühl - aussprechen, wie man sich während der Handlung gefühlt hat
   „Das hat mir sehr gut gefallen,…" (ebd., 46).
3. Schritt: Bedürfnisse - welche Bedürfnisse hinter dem Gefühl stecken
   „…weil mir wichtig ist, dass wir zeiteffektiv die notwendigen Informationen austauschen und danach genau wissen, was zu tun ist" (ebd., 46).
4. Schritt: Bitten – was man vom Gesprächspartner möchte
   „Deshalb wäre es toll, wenn Sie diese Vorgehensweise bei den nächsten Teamsitzungen beibehalten könnten. Vielen Dank" (ebd., 46)!

5.1.2 Kritikgespräch mit dem Ziel der Veränderung

Die folgende Darstellung ist aus Seemann (2009, 54-58).Kritikgespräche sorgen bei allen Gesprächspartnern für Stress. Bei einem Angriff reagiert der Mensch wie ein „Neandertaler", der Adrenalinspiegel erhöht sich, die Muskulatur wird angespannt und wir denken nur noch über Angriff oder Flucht nach. In der Regel kann sich die Führungskraft durchsetzen und der Mitarbeiter entscheidet sich für die Flucht. Der Mitarbeiter beugt sich den Vorgaben und wird nach kurzer Zeit in sein altes Verhaltensmuster zurückfallen.

Zunächst wird ein Beispiel beschrieben, wie das Kritikgespräch nicht verlaufen sollte:

„Herr M., ich muss mit Ihnen über Ihren letzten, recht dürftigen Arbeitsbericht sprechen. Erstens haben Sie mal wieder Ihre eigene, gewöhnungsbedürftige Aufstellung verwendet, die mir absolut nicht gefällt. Ich habe Ihnen schon mehrfach gesagt, dass ich nur die festgelegte Berichtsstruktur akzeptiere. Zweitens haben Sie wieder die Mindestzahl der wöchentlichen Kundenbesuche nicht erfüllt. So geht das nicht. Ich bekomme langsam den Eindruck, dass Sie sich nicht genug engagieren. Wenn das nicht besser wird, kann das für Sie unangenehme Konsequenzen haben. Also strengen Sie sich ab jetzt mehr an" (Seemann 2009, 55).

In diesem Beispiel wird der Mitarbeiter fast in jedem Satz verbal angegriffen. Der Vorgesetzte bewertet: „recht dürftigen Arbeitsbericht", kritisiert: „die mir absolut nicht gefällt", legt Maßstäbe an: „schon mehrfach gesagt", interpretiert: „ Ich bekomme langsam den Eindruck, dass ..." und droht mit Strafen: „Wenn das nicht besser wird, ...". Man könnte dies als „gewaltvolle" Kommunikation bezeichnen. Mit der gewaltfreien Kommunikation kann man alle Verhaltensmuster und alle Themen ansprechen (Seemann 2009, 56).

Beispiel eines Kritikgesprächs unter Anwendung der gewaltfreien Kommunikation:

1. Schritt: Beobachtung
   „Herr M., ich möchte mit Ihnen über Ihren letzten Arbeitsbericht sprechen. Erstens habe ich festgestellt, dass Sie ihre eigene Berichtsform verwenden und zweitens haben Sie die festgelegte Mindestzahl der wöchentlichen Kundenbesuche nicht erreicht" (Seemann 2009, 57).
2. Schritt: Gefühl
   „Das hat mich einerseits frustriert und andererseits enttäuscht,..." (ebd., 57)

3. Schritt: Bedürfnisse

„ ... weil ich Wert darauf lege, dass sich alle an die festgelegte Berichtsstruktur halten, denn dadurch habe ich sofort einen genauen Überblick über die wöchentlichen Vertriebsereignisse. Ganz besonders wichtig ist mir aber, dass alle die Mindestanzahl der Kundenbesuche erreichen, denn das gibt mir Sicherheit, dass wir unseren Betreuungsauftrag gegenüber unseren Kunden erfüllen" (ebd., 57).

4. Schritt: Bitten

„Deshalb möchte ich Sie bitten, dass Sie zukünftig Ihren Bericht nach der vereinbarten Struktur erstellen und dass Sie die Mindestanzahl der Kundenbesuche nicht mehr unterschreiten. Ist das in Ordnung für Sie?"
- „Ja!" - „Vielen Dank!"
- „Nein, weil..." - „Wären Sie bereit, mit mir nach einem Weg zu suchen, wie wir mein Bedürfnis nach Überblick und Sicherheit erreichen können?"

„Ja!" - „Vielen Dank" (ebd., 57)!

In einigen Fällen kann es trotz guter Kommunikation dazu kommen, dass der Mitarbeiter den Forderungen nicht nachkommt. In diesen Fällen kann man den Mitarbeiter sachlich über die Konsequenzen seines Handelns informieren. Am Ende kann man ihn fragen, ob er will, dass es zu diesen Konsequenzen kommt (Seemann 2009).

5.1.3 Mitarbeitern mit Problemen im Arbeitsalltag helfen

Die nachfolgende Darstellung ist aus Seemann (2009, 74-76). Sobald man bei einem Mitarbeiter beobachtet, dass er Frustration aufbaut und weniger mitarbeitet, kann man die gewaltfreie Kommunikation nutzen, um mit ihm ein Gespräch zu führen. Man sucht mit diesem Mitarbeiter gemeinsam eine Strategie, um mehr Motivation aufzubauen. Rosenberg nennt dies „Einfühlung in den anderen" oder „Empathie". Hierbei beachtet man die 4 Kommunikationsschritte des Prozesses der gewaltfreien Kommunikation. „Die notwendigen Kommunikationsschritte sind die gleichen wie bei allen anderen schon beschriebenen Situationen, nur mit dem Unterschied, dass Sie nicht Ihr Gefühl und Bedürfnis beschreiben, sondern dass Sie versuchen, dies für den Mitarbeiter zu tun." Im folgenden Beispiel beobachtet man, dass ein Mitarbeiter besonders aggressiv eingestellt ist, der Mitarbeiter unterbricht seine Kollegen und ist zu allen Vorschlägen im Teamgespräch negativ eingestellt:

1. Schritt: Beobachtung

   „Herr Z., bei allen Ausführungen Ihrer Kollegen greifen Sie ein und bewerten die Ideen zur Umsetzung als nicht praxisgerecht" (Seemann 2009, 75).

2. Schritt: Gefühl - hier wird ein vermutetes Gefühl beschrieben

   „Kann es sein, dass Sie unsere momentane Vorgehensweise verunsichert oder ärgert" (ebd., 75).

3. Schritt: Bedürfnisse - hier wird ein vermutetes Bedürfnis beschrieben

   „...weil es Ihnen wichtig ist, dass die vorgeschlagenen Ideen mit großer Wahrscheinlichkeit umsetzbar sind" (ebd., 76)?

4. Schritt: Bitten - eine Strategie wird formuliert, die zur Erfüllung des Bedürfnisses beiträgt

   „Was können wir gemeinsam tun, damit Ihr Bedürfnis nach Umsetzbarkeit von eingebrachten Ideen erfüllt wird" (ebd., 76)?

Daraufhin kann der Mitarbeiter seine Gedanken und Vorschläge äußern und die Führungskraft kann diese Ideen beim nächsten Teamgespräch einbringen.

5.2 Vorteile

Viele Führungskräfte haben Angst, dass Sie bei der Anwendung der gewaltfreien Kommunikation im Mitarbeitergespräch zu locker wirken und somit an Macht verlieren. Doch laut Rosenberg bietet die gewaltfreie Kommunikation eine viel effektivere Form, um mit den Mitarbeitern zu sprechen. Denn es entsteht dabei keine „Freund/Freund-Ebene" und der Mitarbeiter wird nicht dazu gezwungen, sich mit Gegenwehr zu rechtfertigen. Die Führungskraft kann ihre eigenen Gefühle ausdrücken, ohne den Mitarbeiter zu kränken. Man kann seine Wünsche nach Veränderung ausdrücken, ohne den Mitarbeiter dabei in eine unangenehme Situation zu bringen. Mit diesem Kommunikationsverhalten können Führungskräfte in Mitarbeitergesprächen ihre Ziele viel besser umsetzen. So kann man eine wertschätzende Kommunikation im Arbeitsalltag besser umsetzen (Seemann 2009).

5.3 Fehlerquellen

Die Ausarbeitung dieses Abschnittes bezieht sich auf Seemann (2009, 105-109).

Fehlerquellen im Bereich „Beobachtung": Der Vorfall wird zu ungenau beschrieben, mit der Folge, dass sich der Mitarbeiter nicht erinnern kann und nicht in die Situation versetzen kann. Ihm muss die beschriebene Situation bekannt sein, um mit gewaltfreier Kommunikation Effektivität zu erreichen und so mit den Schritten fortfahren zu können. Man muss die Situation so genau wie möglich beschreiben, jedoch ohne eine Beurteilung vorzunehmen. Der Gesprächspartner muss beobachtet werden, ob er Verständnis entwickelt und somit das Gefühl der Führungskraft im nächsten Schritt besser verstehen kann.

Fehlerquellen im Bereich „Gefühl": Hier sollte man nicht immer dasselbe Gefühl, wie zum Beispiel Enttäuschung wählen. Man sollte darauf achten, dass man keine Interpretation in dem Gefühl unterbringt, wie zum Beispiel: „ Ich fühle mich angegriffen". So könnte der Mitarbeiter im Gespräch das Gefühl haben, angegriffen zu werden. Man sollte Gefühle, wie „ Ich bin glücklich, irritiert, verärgert, hilflos..." verwenden.

Fehlerquellen im Bereich „Bedürfnis": Hier werden die meisten Fehler begangen, indem nach dem 2. Schritt, dem Gefühl, sofort Schritt 4, die Bitte, erfolgt, ohne das Bedürfnis zu erwähnen. Laut Rosenberg ist es egal, ob man die Reihenfolge der 4 Schritte einhält, es ist nur wichtig, alle 4 Schritte zu benennen, da dem Zuhörer sonst das Verständnis fehlt. Beschreibungen wie: „ Mir ist es wichtig, dass unser Unternehmen positiv gesehen wird." beschreiben nicht das eigene Bedürfnis, beschreiben Sie lieber: „Ich brauche Anerkennung in meiner Arbeit." oder „Ich lege Wert auf Zuverlässigkeit" (Seemann 2009, 108).

Fehlerquellen im Bereich „Bitte": Die Bitte sollte nicht als Wunsch formuliert werden, denn so wird dem Mitarbeiter signalisiert, dass er sich sein weiteres Vorgehen noch einmal überlegen kann. Bei einer Bitte kann man nur mit „Ja" oder „Nein" antworten. Bei einem „Nein" aus Sicht des Mitarbeiters kann gemeinsam überlegt werden, wie man die Bitte erneut formulieren kann, um auf das Einverständnis des Mitarbeiters zu stoßen. Des Weiteren sollte man die Bitte niemals mit „nicht" formulieren: „Bitte machen Sie ... nicht mehr" (ebd., 109). Damit weiß der Mitarbeiter lediglich, wie er sich zukünftig nicht verhalten soll, aber nicht, wie er sich verhalten soll. „Deshalb ist es ganz wichtig, dass Ihre Bitte eine präzise, in die Zukunft gerichtete Verhaltensbeschreibung ist" (ebd., 109). Am Ende der 4 Schritte sollte man sich bedanken, da man einem Menschen viel lieber eine „Bitte" erfüllt als eine „Forderung". Unser „Lohn" besteht im Dank des anderen.

5.4 Tipps zur Vorbereitung

Vor der ersten Anwendung der gewaltfreien Kommunikation notiert man sich die 4 Schritte des Prozesses und schreibt sich Stichworte zu jedem Punkt auf. Dies dient dem Zweck der „Selbsteinfühlung". Man sollte nicht meinen, dass der Zettel gegenüber dem Gesprächspartner als unprofessionell gilt, man verdeutlicht hiermit dem Zuhörer, dass man sich besonders gut auf das Gespräch vorbereitet hat. Man kann die gewaltfreie Kommunikation auch in einer E-Mail oder in einem Brief anwenden. So übt man für die Praxis und kann alle 4 Schritte noch einmal überprüfen. Der Mitarbeiter kann nun auf die Bitte eingehen oder in einem verhandelnden Gespräch auf die Führungskraft zukommen (Seemann 2009).

6 Zusammenfassung und Diskussion

Zu Beginn dieser Arbeit wird der Prozess der gewaltfreien Kommunikation beschrieben und die Entstehung des Konzeptmodells sowie die Anwendungsbereiche und Ziele. Im zweiten Teil der Arbeit wird der Prozess der gewaltfreien Kommunikation mit Beispielen unterlegt. Vorteile, Fehlerquellen und Tipps werden aufgezeigt.

Diese Hausarbeit beschäftigt sich mit dem Thema „Gewaltfreie Kommunikation" von Marshall B. Rosenberg. Viele Führungskräfte befürchten, wenn sie das Konzept der gewaltfreien Kommunikation im Mitarbeitergespräch anwenden, dass sie ihre Macht nicht genügend demonstrieren können und somit nicht ihr gewünschtes Ziel erreichen. Doch wie kann eine Führungskraft stressfrei schwierige Gespräche mit Mitarbeitern führen, ohne ihren Standpunkt zu verlieren? Viele suchen nach einer Art Vorgehensweise, Themen und Konflikte erfolgreich ansprechen zu können (Seemann 2009). Beide Gesprächspartner müssen gemeinsam stark sein, obwohl viele Menschen den Drang haben, sich im Gespräch als der Stärkere zu erweisen, das heißt, über dem anderen zu stehen (Brüggemeier 2011).

Man sollte nicht darauf warten, dass das gesellschaftliche Zusammenleben menschlicher wird, man sollte selbst zu einem werteorientiertem Wandel beitragen. Man kann Verantwortung für seine Zukunft tragen, kann seine Ziele erreichen, ohne Menschen zu übergehen. Die Bedürfnisse der Menschen sollte man beachten und mit seinen Mitarbeitern wertschätzend im Gespräch umgehen. Man sollte menschlich handeln, das heißt, nicht nur jeder Kunde ist wichtig, sondern auch jeder einzelne Mitarbeiter eines Unternehmens (Brüggemeier 2011).

Mit dem Modell der gewaltfreien Kommunikation bekommt eine Führungskraft die Möglichkeit, mit ihren Mitarbeitern gewaltfrei zu kommunizieren. Die Autorin dieser Hausarbeit ist der Meinung, dass man viel Zeit benötigt, bis man die gewaltfreie Kommunikation richtig anwenden kann. Die vier Schritte des Prozesses bieten eine erste Möglichkeit zur richtigen Anwendung. Jedoch bedarf es einer enormen Übung, um den Prozess der gewaltfreien Kommunikation in der Praxis im Mitarbeitergespräch richtig anzuwenden. Jedes Gespräch verläuft anders, ob im Privat- oder im Berufsleben. Man kann nie genau sagen, wie ein Mitarbeiter im Gespräch reagiert. Als Hilfe kleine Notizzettel zu verwenden, ist eine gute Idee, jedoch sollte man bedenken, dass dies bei einem Mitarbeiter eventuell lächerlich ankommen könnte. Alles in allem ist der Prozess der gewaltfreien Kommunikation jedoch ein geeignetes Konzept, um Konfliktgespräche aus Sicht einer Führungskraft zu formulieren. Denn man sollte bedenken, dass ein Mitarbeiter, der unzufrieden ist, durch ein missglücktes Gespräch mit seinem Vorgesetzten, sicherlich auch weniger effektiv arbeitet.

Inzwischen gibt es viele verschiedene Bücher über die „Gewaltfreie Kommunikation", sodass man dieses Kommunikationsmodell bei fast allen Konflikten im Leben verwenden kann. Glücklicherweise besteht das Leben nicht nur aus Konflikten, doch im Falle eines solchen hält die Autorin dieses Kommunikationsmodell für einen geeigneten Lösungsweg. Die Autorin wird versuchen, den Prozess der gewaltfreien Kommunikation in ihrem Alltag umzusetzen.

Literaturverzeichnis

1. Alberternst, Christiane (2003): Evaluation in Mitarbeitergesprächen, Hamburg, Kovac, 12

2. Ball, Thierry (2010): In Balance: Verstehen und verantworten - verändern & vertrauen, Norderstedt, Books on Demand GmbH, 124

3. Bartsch, Elmar; Marquardt, Tobias (1999): Grundwissen Kommunikation: Ausgangsfragen, Schlüsselthemen , Praxisfelder, 1.Ausgabe, Stuttgart, Düsseldorf, Leipzig, Klett, 8f.

4. Bitschnau, Karoline Ida (2008): Die Sprache der Giraffen: Zur Qualität zwischenmenschlicher Beziehungen, Paderborn, Junfermannsche Verlagsbuchhandlung, 52

5. Brüggemeier, Beate (2011): Wertschätzende Kommunikation, 2.Auflage, Paderborn, Junfermannsche Verlagsbuchhandlung, 9

6. Darley, Mark (2006): Kommunikationsmanagement - Praxishandbuch für Pflegemanagerinnen und –manager, 1. deutschsprachige Ausgabe, Bern, Verlag Hans Huber, 36f., 41

7. Gold, Kai; Gühne, Martina (2008): Einzel- und Gruppenaktivitäten in der psychiatrischen Pflege, 1.Auflage,München, Elsevier GmbH, 4

8. Hammer, Patrick (1997): Massenmedien und Gewalt, 1.Auflage, Norderstedt, GRIN Verlag, 4f.

9. Jaspers, Karl (1947): Von der Wahrheit, Band 1, München, Piper

10. Lasater, Ike K. (2011): Worte, die im Business wirken, Paderborn, Junfermann Druck und Service, 11

11. Lindemann, Gabriele; Heim, Vera (2010): Erfolgsfaktor Menschlichkeit: Wertschätzend führen - wirksam kommunizieren, Paderborn, Junfermannsche Verlagsbuchhandlung, 9

12. Rogall, Renate; Josuks, Hannelore; Adam, Gottfried; Schleinitz, Gottfried (2005): Professionelle Kommunikation in Pflege und Management, Hannover, Schlütersche Verlagsgesellschaft mbH & Co. KG, 11,17

13. Rosenberg, Marshall B. (2010): Gewaltfreie Kommunikation: Eine Sprache des Lebens, Paderborn, Junfermannsche Verlagsbuchhandlung, 9ff., 21ff., 25ff.,149-160

14. Schöl, Meike (2004): Kommunikationsmodelle - Grundlagen, Gesprächsstrategien, Konflikte und die Recherche im Internet, Norderstedt, GRIN Verlag,6ff.

15. Seemann, Günter (2009): Gewaltfreie Kommunikation im Führungsalltag. Wie Sie erfolgreich Gespräche führen und stressfrei Konflikte lösen, Norderstedt, Books on Demand GmbH, 39, 43ff., 54-57, 105-109